# NOUVELLES PREUVES

## DES BONS EFFETS

# DES EAUX ALCALINES DE VICHY

## DANS LE TRAITEMENT DES DERMATOPATHIES

### DE NATURE ARTHRITIQUE

PAR

## LE DOCTEUR GRELLETY

EXTRAIT DES BULLETINS DE LA SOCIÉTÉ DE THÉRAPEUTIQUE

PARIS

TYPOGRAPHIE A. HENNUYER

RUE D'ARCET, 7

—

1880

# NOUVELLES PREUVES

## DES BONS EFFETS

# DES EAUX ALCALINES DE VICHY

## DANS LE TRAITEMENT DES DERMATOPATHIES

### DE NATURE ARTHRITIQUE

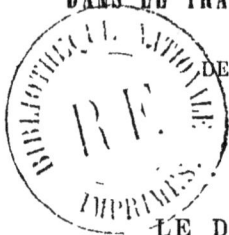

PAR

## LE DOCTEUR GRELLETY

PARIS

TYPOGRAPHIE A. HENNUYER

RUE D'ARCET, 7

1880

# DES EAUX ALCALINES DE VICHY

J'ai publié en 1878 un travail intitulé : *Contribution à la thérapeutique de quelques dermatoses de nature arthritique*. Ce travail, que j'ai l'honneur d'offrir à la Société contenait vingt observations personnelles et le résumé d'une vingtaine d'autres observations empruntées à divers auteurs.

Mon but avait été de prouver, après l'école de Bazin, que si les arthritides sont heureusement modifiées par l'usage des alcalins *intus* et *extra*, elles le sont également par les eaux de Vichy.

J'apporte aujourd'hui de nouvelles preuves à l'appui de mes affirmations premières ; quoiqu'elles soient peu nombreuses, elles m'ont paru dignes de vous être communiquées. Des questions aussi controversées que celle de l'arthritis ne peuvent se juger et s'imposer que par l'accumulation des faits, que par la clinique.

Reléguant donc au second plan les théories et les systèmes, pour donner une part prépondérante à la thérapeutique, j'ai traité sans parti pris, mais avec la plus grande attention, toutes les arthritides qu'il m'a été donné de rencontrer, et ce que j'ai constaté me porte à me rallier de plus en plus à la classification constitutionnelle, diathésique, des maladies de la peau. Comme la plupart des membres de la Société d'hydrologie, où on s'en est longuement occupé l'hiver dernier, je me sens invinciblement entraîné vers cette doctrine qu'un de nos collègues les plus éminents, M. Guéneau de Mussy, a puissamment contribué à mettre en relief.

La confusion qui existe encore sur ce point vient de ce que les adversaires de l'arthritis s'obstinent à ne voir que les formes articulaires de la goutte et du rhumatisme, au lieu de remonter au point de départ, au lieu de s'attacher aux états intermédiaires, aux formes frustes, aux symptômes précurseurs, qui appartiennent aussi bien à la goutte qu'au rhumatisme, aux transformations héréditaires, etc.

Il est impossible en effet de ne pas donner un nom à cette série de caractères initiateurs, sous lesquels se cachent aussi bien la goutte que le rhumatisme ; il est encore plus impossible de ne pas faire appel à une médication offrant des garanties et capable de conjurer les menaces que l'avenir tient en réserve.

Pour un œil observateur, le mal s'accuse dès l'enfance et il est facile d'en suivre les traces jusqu'au jour où le voile se déchire, jusqu'au jour où s'opère la scission.

Voici l'histoire de quelqu'un qui me touche de très près : né d'une mère phthisique, il fut sujet dans son enfance à des épistaxis à répétition ; plus tard, après vingt ans, des migraines fréquentes succèdent à ces hémorrhagies ; le patient renonce au thé, au café, aux boissons alcooliques, il mène une vie très régulière à tous les points de vue : ses migraines disparaissent comme par enchantement, mais en revanche ses tempes et sa tête se recouvrent d'acné pilaris. L'éruption est combattue ; aussitôt l'estomac devient le siège d'une gastralgie très pénible, avec nausées réflexes, vomituritions même, à la vue de certains mets ou en respirant certaines odeurs. Aujourd'hui des coryzas assez intenses coïncident avec divers malaises du tube digestif ; le bromure de potassium et la belladone, joints aux eaux de Vichy, ont produit un peu de mieux, mais l'imminence morbide persiste, et le patient, qui a tout les attributs qu'on est convenu de reconnaître aux arthritiques, se demande parfois ce qui l'attend finalement. Il a eu déjà quelques douleurs erratiques dans diverses articulations, et, d'autre part, ses urines ont présenté transitoirement deux ou trois fois de la gravelle urique, à la suite de fatigues prolongées.

Il n'existe en réalité aucun indice certain pour se faire une conviction. Je n'en vois pas du moins pour mon compte et je serais fort aise que quelqu'un pût m'apprendre quel sera mon sort. Car c'est ma propre histoire que je viens de vous narrer, en évitant le *moi* qui est toujours odieux. Serai-je donc dieu, table ou cuvette ? Je l'ignore ; mais je suis bien convaincu que j'aboutirai tôt ou tard, soit à la goutte, soit au rhumatisme. En attendant, je fais mon possible pour retarder l'échéance, et pour cela je mets à profit et les eaux alcalines et les prescriptions les plus rigoureuses d'une sage hygiène.

Il est donc tout naturel que je fasse pour les autres ce que je fais pour mon propre compte ; les quelques observations qui suivent sont encourageantes, parce qu'elles prouvent que s'il ne nous est pas toujours possible de triompher d'un danger, il est encore facile de l'ajourner et surtout d'en atténuer les conséquences, de les réduire au minimum.

C'est déjà beaucoup, et l'on serait répréhensible de ne pas tenir compte de ces résultats, quelque incomplets qu'ils soient.

I. *Eczéma chronique. Disparition complète en un mois.* — M^me F..., de Reims, m'est adressée, au commencement de juin 1879, par le docteur Bels. Elle a cinquante-cinq ans, et, depuis dix ans, ses cuisses, une partie du tronc et les bras sont couverts de placards d'eczéma. Jadis elle avait eu de l'urticaire, et elle se plaint de douleurs rhumatismales dans les genoux et les épaules. Elle est habituellement constipée et possède un estomac très délabré ; l'appétit est nul et les digestions très laborieuses.

Elle quitte Vichy après y être restée un peu plus d'un mois. En dehors du traitement interne à la source choisie, elle prend, pendant ce temps, 16 douches, 22 bains alcalins et 2 bains de vapeur. Quelques applications de caoutchouc sont faites aux avant-bras.

M^me F... me fait ses adieux le 8 juillet, dans un contentement extrême : toute trace d'éruption a disparu. Des démangeaisons très pénibles l'empêchaient souvent de dormir : celles-ci n'existent plus et son sommeil est essentiellement tranquille. Le tube digestif fonctionne passablement, les forces sont revenues, le moral est excellent et la physionomie a pris une expression de sérénité qui contraste singulièrement avec la tristesse des premiers jours. Les douleurs rhumatismales persistent encore, quoique atténuées : c'est la seule note dissonante dans ce concert d'améliorations.

On pourrait attribuer ici les résultats obtenus au traitement accessoire ; mais, tout en tenant compte de ces moyens adjuvants, je n'hésite pas à faire passer avant tout la cure alcaline. C'est si vrai qu'avec l'eau minérale seule, prise à l'intérieur et utilisée à moitié dose en bains, j'ai obtenu des modifications analogues.

II. *Eczéma nummulaire guéri par le traitement interne et*

*externe et n'ayant pas reparu depuis plus de quatre ans.* — M. G... vient me consulter, en juillet 1874, sur la recommandation du docteur Lamarque, de Monpont (Dordogne). Il porte uneczéma en placards arrondis et fortement colorés, datant de rois ans. Il reste trois semaines à Vichy, prend des bains mitigés et 4 ou 5 verres d'eau minérale par jour. L'éruption s'efface complètement pendant ce temps, et depuis elle n'a pas reparu ; mais le malade a eu plusieurs attaques de rhumatisme, ce qui justifie de l'efficacité du traitement alcalin sur cette constitution foncièrement arthritique. Depuis longtemps aussi mon client avait de la gravelle urique, et celle-ci a également disparu. Je souligne même ce dernier trait, pour l'opposer aux affirmations de ceux qui lient presque exclusivement la goutte à la gravelle urique.

On pourrait prononcer le mot de *répercussion*, en voyant le rhumatisme succéder à courte échéance à la disparition des produits eczémateux ; mais, comme les articulations avaient été déjà prises auparavant, cette objection tombe d'elle-même. Du reste, tout en pensant qu'il y a quelque chose de fondé dans les craintes de ceux qui redoutent de toucher à certaines affections cutanées, je crois pourtant qu'on évite tout danger de déplacement fâcheux en traitant en même temps la peau et l'état constitutionnel. C'est ce qui fut fait chez le malade dont je viens de rapporter l'observation.

III. *Eczéma limité. Deux cures alcalines à un an d'intervalle, suivies de deux améliorations complètes.* — L'abbé L..., curé de B..., près d'Angers, atteint d'eczéma des membres, particulièrement aux jambes, bien qu'il en ait eu en divers points du corps, avait suivi en vain le traitement de Luchon, sous l'habile direction du docteur Lambron. Après trois saisons peu favorables à Luchon, il fut renvoyé à Royat, où M. Laugaudin l'engagea à aller faire une cure à Vichy. Il vient me trouver le 5 août 1878. L'estomac est très délabré, l'appétit nul ; les digestions sont laborieuses, les nuits traversées par de longues insomnies qui obligent le malade à rester sur un fauteuil.

Il ne reste qu'une quinzaine à Vichy. Je lui fais, à son départ, les recommandations suivantes :

1° Prendre tous les trois mois de l'eau des Célestins (25 bouteilles de suite), soit avant les repas, soit en mangeant ;

2° Envelopper les surfaces eczémateuses avec de la toile de caoutchouc, à l'exclusion de toutes les pommades et des substances irritantes ;

3° Prendre une fois par semaine un bain alcalin, avec du son ou de l'amidon ;

4° Si les digestions continuent à être laborieuses, absorber 2 ou 3 pastilles de maltine Gerbay ou un peu de vin de Chassaing à la pepsine et à la diastase ;

5° L'état nerveux, l'insomnie seront combattus par le sirop sédatif d'écorces d'oranges amères au bromure de potassium de Laroze : 2 cuillerées à bouche par jour ;

6° Le principal repas devra être fait le matin ; le soir, il faudra peu manger et ne se coucher que lorsque la digestion sera complète ; l'exercice est fortement recommandé après les repas ; à ce moment, il faudra éviter toute concentration de la pensée, tout travail absorbant ;

7° Le régime devra être doux, sans condiments de haut goût ni épices ; viandes rôties et viandes blanches de préférence ; quelques légumes choisis, les végétaux herbacés en particulier, devront corriger les inconvénients du régime azoté ;

Pas de café ni d'alcool, autant que possible ; éviter les vins généreux et variés ;

8° Ne pas coucher dans des lits trop moelleux et avoir soin que la tête soit toujours élevée et les extrémités inférieures bien couvertes ;

9° Vie au grand air, autant que faire se peut ;

Eviter de séjourner dans un endroit où l'atmosphère sera surchauffée ou chargée d'émanations malsaines, etc.

Je revois l'abbé L... en juillet 1879. Il me raconte qu'il a passé un excellent hiver, que son estomac est devenu bien meilleur et que les éruptions, après avoir disparu peu de temps après son court séjour à Vichy, viennent seulement de reparaître depuis le printemps.

Le traitement interne, aidé de quelques bains, suffit pour le débarrasser encore une fois, *dans l'espace de quinze jours*, au point qu'on retrouve à peine un peu de rougeur au niveau des surfaces jadis malades.

L'abbé L... reconnaît que les innombrables traitements qu'il a essayés ne lui ont jamais réussi comme Vichy, et il se propose d'y revenir pour consolider encore son état.

IV. *Eczéma léger, compliqué d'un rhumatisme vague. Prompte modification de l'état local et général.* — Le docteur Coutaret m'adresse, au mois de juillet 1879, l'abbé N..., avec une notice d'où j'extrais les détails qui suivent : « Je vous recommande un ecclésiastique de Saône-et-Loire (cinquante-deux ans) dont l'état est fort complexe. Il est atteint, depuis près de vingt ans, d'un eczéma léger. Il y a cinq ans, il est venu habiter une cure humide, inondée quelquefois et aux murs salpêtrés. Ce séjour lui a donné un rhumatisme vague qui se porte sur diverses régions et même un peu sur le cœur. Enfin, il y a neuf mois, est survenue une dyspepsie assez sérieuse, compliquée de mélancolie, de ballonnement, d'inappétence, de sommeil après les repas, de cauchemars pendant la nuit et de constipation. Une saison d'Uriage, en 1871, a modifié l'état des téguments ; mais, la complication rhumatismale récente ayant modifié les indications, surtout de-

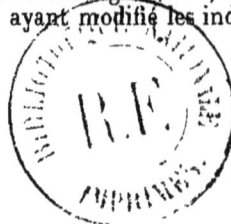

puis la dyspepsie, je suis convaincu que Vichy sera dorénavant
préférable, etc. »

L'abbé N... est en effet très dyspeptique : les fonctions gastro-
intestinales laissent beaucoup à désirer. Il est en outre atteint
d'hémorrhoïdes, qui viennent compléter le cortège de l'arthritis.

Obligé d'écourter brusquement sa cure, l'abbé N... quitta
néanmoins Vichy complètement débarrassé de son eczéma. Il
appréhendait beaucoup quelque répercussion viscérale ; mais il
se rassure en voyant que son état général est redevenu excellent,
ses digestions à peu près irréprochables.

V. *Acné arthritique, disséminée et superficielle, du dos. Eczéma
en placards du dos, des mains.* (Guérison à peu près complète en
trois semaines.) — M. Sch..., quarante-sept ans, a eu jadis plusieurs sciatiques ; sa mère a des rhumatismes, son frère aussi.
En 1876, il était sujet à de l'embarras gastrique, à des envies
fréquentes de vomir. L'année suivante, ses mains se couvrirent
de vésicules d'eczéma. Le tronc fut envahi bientôt lui-même par
de l'acné. Un médecin consulté prescrivit un bain sulfureux al-
terné chaque jour avec un bain d'amidon, l'infusion de houblon,
le sirop de salsepareille ioduré, l'eau de Pullna.

Ce traitement fut suivi assez régulièrement pendant plus d'un
an. Les mains seules étaient amendées, lorsque M. Besnier fut
consulté le 29 juin 1878. Voici son ordonnance :

Une saison à Vichy ou, à défaut, le traitement et le régime
suivants ;

1° Pendant un mois, prendre chaque soir deux cuillerées à
bouche du sirop suivants :

        Sirop de saponaire................. 300 grammes.
        Bicarbonate de soude............. 10   —

Chaque cuillerée dans une tasse d'infusion de feuilles de frêne.

2° Eau de Vichy (Lardy), mélangée au vin, aux repas ;

3° Chaque semaine, tant qu'il n'y aura pas d'éruption humide aux mains, deux bains contenant la décoction de 1 kilo-
gramme de farine de lin fraîche et 45 grammes de carbonate de
soude ;

4° Poudrer tout le corps et *la région du dos* surtout avec de la
poudre d'amidon. La recouvrir, pendant la nuit, avec un mor-
ceau de toile de caoutchouc vulcanisé ;

5° Régime absolument sobre. Supprimer la bière entre les repas, le vin pur, les liqueurs, le poisson de mer, la charcuterie, le
café et diminuer considérablement le tabac ;

6° Enfin, les mains ne devront être lavées qu'avec de la pâte
d'amandes ou de la mie de pain ; elles ne devront pas être expo-
sées au soleil ni au contact d'aucune substance irritante.

Après quelques hésitations, M. Sch... arrive à Vichy. Le dos est très irrité ; on trouve de l'acné sur le thorax, au niveau des grands pectoraux ; les mains sont à peu près normales.

J'ordonne l'eau de l'Hôpital et la source Lardy, un bain demi-minéralisé tous les jours, un régime modéré.

A la date du 9 juillet, la dose d'eau minérale est prise à son maximum, soit 2 verres le matin et 3 verres le soir. M. Sch... se plaint d'avoir la bouche un peu pâteuse et d'avoir encore soif dans l'intervalle de ses repas. L'éruption a pâli et paraît être en voie de dessiccation.

11 juillet. La coloration du dos est de moins en moins vive. Sauf deux placards encore assez animés, au niveau du rein gauche, l'aspect est très satisfaisant.

18 juillet. Le mieux continue. La peau tend presque partout à redevenir normale. L'un des placards est à moitié effacé. Des douches froides sont ordonnées après le bain.

23 juillet. Les douches sont bien supportées. Les éléments acnéiques ont à peu près disparu, sauf du côté gauche, au point déjà signalé. Cependant, même en cet endroit, le mieux est notable.

28 juillet. On ne trouve plus, sur le dos, que de légères macules sur les points où siégeait jadis l'éruption.

2 août. La guérison est à peu près complète. Une dépêche, lui annonçant la mort imminente de sa mère, oblige le malade à partir, alors qu'une huitaine était encore nécessaire pour terminer la cure.

Malgré ce contre-temps fâcheux, résultat très favorable.

Ce malade n'étant pas revenu en 1879, comme il devait le faire s'il n'était pas guéri, j'en conclus que le mieux a définitivement persisté.

VI. *Acné pilaris a cicatrices et à répétitions incessantes, de nature arthritique.* (Disparition en vingt jours.)—Le 22 juin 1878, M. Besnier m'adresse M. B... en me disant : « Il faut absolument le guérir ou que Vichy y perde sa réputation. Faites le nécessaire. Je fais, à partir d'aujourd'hui, supprimer tout traitement interne, pour que M. B... vous arrive vierge... de médication. »

Lorsque M. B... se présente dans mon cabinet, pas mal de temps après, je constate de nombreuses cicatrices, larges et profondes, et une certaine quantité de pustules rouges et saillantes d'un fort vilain aspect.

21 juillet. J'ordonne la source Lardy à la dose maximum de 2 verres le matin et 3 le soir ; y arriver graduellement.

Douche en pluie tous les jours.

28 juillet. Quelques pustules acnéiques s'étant montrées sur le visage, l'usage du caoutchouc pendant la nuit est prescrit, ainsi que des pulvérisations biquotidiennes avec la source Chomel.

5 août. Le visage est à peu près nettoyé. Encore une pulvérisation par jour. M. B... ayant éprouvé quelques coliques intestinales, je prescris des frictions avec le baume tranquille.

Il me quitte peu de temps après, et depuis, à part quelques semblants de poussées insignifiants après de copieux repas, il n'a plus eu à souffrir de cette incommodité, désagréable pour un homme du monde, jeune, élégant et bien de sa personne.

Je l'ai rencontré par hasard en voyage, et en dehors de quelques cicatrices indélébiles, rien ne dénote qu'il ait eu jadis une si violente éruption.

VII. *Acné érythémateuse du visage. Urticaire à répétitions. Arthritisme constitutionnel.* (Résultats incomplets.)—M. P..., du Doubs, âgé de dix-neuf ans, étudiant en droit, arrive le 6 juillet 1878 à Vichy, adressé par le docteur E. Besnier. Sa grand'-mère a des rhumatismes ; son père a eu plusieurs sciatiques ; sa mère a des névralgies et *souffre continuellement de l'estomac.*

Depuis le mois d'avril, M. P... a été atteint six fois d'urticaire. A la date du 5 mai 1878, le traitement suivant est institué par le docteur Besnier :

1° Porter de la flanelle sur tout le corps en hiver ;

2° Eviter avec grand soin toutes les causes de refroidissement de la peau, aussi longtemps que durera la facilité à transpirer ;

3° Au point de vue de l'alimentation, sont interdits les poissons de mer, les coquillages de toute espèce, la charcuterie et généralement tous les mets épicés ou vinaigrés, le café, le vin pur, les liqueurs ;

4° Prendre chaque jour, pendant deux semaines, chaque fois, deux cuillerées à bouche du sirop suivant :

| | | |
|---|---|---|
| Salicylate de soude..., ............... | 2 | grammes. |
| Bicarbonate de soude.............. | 10 | — |
| Sirop de saponaire................. | 300 | — |

Chaque cuillerée dans une tasse d'infusion de feuilles de frêne ;

5° Aussitôt la belle saison arrivée, prendre chaque semaine 2 bains d'amidon additionnés de 100 grammes de carbonate de soude ;

6° Laver chaque soir la figure avant de se mettre au lit avec une petite éponge imbibée de savon liquide de glycérine, lotionner ensuite, à grande eau, avec de l'eau très chaude ; puis passer, quand la peau sera bien essuyée, un peu de cold-cream frais ; après quoi on poudrera légèrement avec le mélange suivant :

| | | |
|---|---|---|
| Fleur d'amidon.................. ... | 30 | grammes. |
| Sous-nitrate de bismuth ........... | 2 | — |
| Oxyde blanc de zinc............... | 2 | — |
| Soufre sublimé. ................. .. | 2 | — |

Le matin, la figure sera lavée à grande eau avec de l'eau d'amandes très chaude.

Un mois plus tard, en m'adressant ce malade, M. Besnier me faisait remarquer combien l'intermittence de l'urticaire de M. P... se rattachait à l'arthritisme constitutionnel. « L'influence de l'alimentation sur ses retours, ajoutait-il, est aussi très accentuée. Un soulagement, mais non une guérison, ayant été seulement obtenu par les moyens ordinaires de la thérapeutique, il est nécessaire d'avoir recours à une intervention plus active et plus profonde. »

6 juillet. J'ordonne la source de l'Hôpital et la source Lardy. Doses graduelles, dont le maximum est représenté par 4 verres de 240 grammes chaque jour. Bain quotidien, demi-minéralisé, à 35 degrés, de 20 minutes de durée.

10 juillet. Les bains paraissant fatiguer le malade, je lui recommande de ne plus se baigner que tous les deux jours, pendant un quart d'heure seulement.

14 juillet. Le malade, ayant mangé, par inadvertance, d'un plat trop épicé, est atteint d'urticaire aux membres inférieurs, à l'entrée de la nuit. Léger mouvement fébrile ; le lendemain, tout avait disparu.

22 juillet. Ces jours derniers, M. P... a encore présenté de l'urticaire, uniquement localisée aux bras et aux jambes, sans grande intensité. Tout traitement externe a été suspendu. En revanche, la dose d'eau minérale est portée à 2 verres le matin et 3 verres le soir.

Départ le 26 juillet.

Le malade devait revenir, si son état ne s'était pas amélioré. J'ai lieu de croire qu'il est débarrassé, puisqu'il n'a pas reparu et n'a pas eu besoin de nouveau de la direction de son médecin habituel. Les petites rechutes qu'il a eues à Vichy n'engageaient nullement l'avenir, puisque les bons effets du traitement alcalin ne se manifestent parfois que quelque temps après. J'ai tenu à rapporter cette observation, bien qu'elle ne soit pas absolument concluante, voulant ainsi faire acte de bonne foi et ne tenant pas à considérer comme non avenus les cas les moins favorables à ma thèse. Tout en ayant des idées très optimistes sur la cure des arthritides par les alcalins, je ne cesse pas d'observer et d'enregistrer précieusement aussi bien ce qui peut infirmer que ce qui doit corroborer mes façons de voir.

VIII. *Psoriasis développé simultanément avec du rhumatisme chronique, de la glycosurie, à la suite d'émotions violentes et de refroidissements prolongés.* (Résultats négatifs au point de vue de la peau, mais amélioration de l'état général.) — M. M... (des Ardennes) est atteint de psoriasis depuis plusieurs années. Il a consulté MM. Bazin, Charcot, Hardy, suivi un traitement à la Bourboule, sous la direction de M. Danjoy, etc. Il n'a jamais été, me dit-il, réellement amélioré ; son éruption, au contraire, n'a fait que progresser.

Voici ce qu'il a fait jusqu'à ce jour :

Le 22 juin 1874, M. Charcot l'engage à faire usage pendant quatre jours consécutifs du traitement suivant :

> Eau........................... 100 grammes.
> Vin de colchique.................. 5 —
> Sirop d'écorces d'oranges amères... 25 —

A prendre dans les vingt-quatre heures, immédiatement avant chaque repas.

Si cette tentative réussit, il y aura lieu d'y revenir par la suite. En attendant, et après ces quatre jours, il faudra revenir à l'ancien traitement, modifié de la façon suivante : 6 granules d'arsenic et 30 gouttes de teinture de Mars par jour.

M. Charcot prévenait en même temps son malade que son cas, sans offrir un caractère sérieux, présentait des difficultés dans le traitement, en raison de la présence de l'albumine dans les urines.

Le 21 août 1874, une analyse des urines de vingt-quatre heures est faite par M. Duvernay, pharmacien à Aix-les-Bains. Elle donne les résultats suivants :

1° Chauffée dans un tube avec quelques gouttes d'acide acétique, il ne se produit rien ;

2° Mêlée avec son volume d'alcool, rien ;

3° Traitée par l'acide picrique (réactif Galippe), rien.

On en conclut qu'il n'y a pas d'albumine.

La même urine, chauffée avec la liqueur de Fehling, réduit cette liqueur. Chauffée avec son volume d'une solution de carbonate de soude et une pincée de nitrate neutre de bismuth, elle réduit ce sel.

Le sucre ainsi soupçonné est représenté par 2 grammes par litre au saccharimètre de Robiquet.

Le 19 avril 1875, M. Charcot signe l'ordonnance ci-dessous consignée :

#### DIATHÈSE ARTHRITIQUE. — PSORIASIS.

1° Prendre immédiatement après chaque repas, dans un verre à liqueur de vin, 2 gouttes de la solution de Fowler, 4 gouttes par jour ;

2° Au milieu de chaque repas, prendre, non mêlé au vin, un demi-verre d'eau de Vichy (Célestins).

Le 20 mars 1878, M. Hardy conseille :

1° De prendre tous les jours, avant le déjeuner et le dîner, une cuillerée à bouche de :

Eau distillée ..................... 300 grammes.
Liqueur de Fowler................ X (chiffre illisible).

2° De frictionner les taches tous les soirs avec la pommade suivante :

Axonge.......... ............... 100 grammes.
Huile de cade.......... .......... 20 —

3° De laver chaque matin les taches avec du savon noir étendu d'eau ;

4° De prendre deux fois par semaine un bain tiède d'eau de son ;

5° De faire une nouvelle saison à Louèche.

Le 2 juillet 1879, M. E. Besnier prescrit :

1° Chaque semaine deux ou trois bains d'amidon (1 livre d'amidon cuit et 30 grammes de carbonate de soude);

2° Des frictions chaque soir sur les parties malades avec :

Onguent frais de bourgeons de peuplier. 95 grammes.
Pyrogallol.......................... 5 —

Si cette pommade est bien supportée, augmenter jusqu'à 10 et 15 pour 100.

Au point de vue du traitement de l'état général, M. Besnier, sans voir de contre-indication à l'emploi d'un traitement aux eaux d'Aix-la-Chapelle, où le malade désirait se rendre, donna la préférence aux eaux de Vichy, à cause de la couleur foncée du psoriasis (psoriasis arthritique), de la coïncidence avec une affection arthritique contitutionnelle (rhumatisme ou goutte des articulations) et de l'existence de la glycosurie.

M. M... se décide à venir à Vichy. Je le vois pour la première fois le 20 juillet 1879. Une analyse faite donne les résultats suivants :

D., 1028. Urée, 16$^g$,65 par litre. Glycose, 32,24 par 1000 grammes d'urine.

Le traitement interne, minutieusement surveillé, fait disparaître complètement le sucre urinaire, mais n'entame nullement le tégument externe. Les bains alcalins sont mal supportés ; à la suite de leur administration la peau paraît plus sèche et plus raide. Je les remplace par des douches fraîches qui paraissent augmenter les forces du malade.

En somme résultat négatif au point de vue de la modification immédiate de l'éruption ; mais amélioration importante de l'état général, pouvant faire espérer de bons effets des frictions avec l'onguent pyrogallique.

En pareille occurrence, lorsque les dermatoses paraissent s'invétérer et résistent à toutes les applications, il est bon de suspendre tout traitement externe et de ne reprendre que lorsque la constitution a été modifiée par une cure interne appropriée. On voit alors réussir les mêmes médicaments qui avaient échoué alors que l'économie n'était pas suffisamment apte à en bénéficier.

IX. *Psoriasis limité* (disparu dans l'espace de dix-sept jours).— Certes, je ne voudrais pas attirer à Vichy les malades atteints de psoriasis, celui-ci fût-il nettement lié à l'arthritis ; mais je dois constater qu'ayant eu l'occasion de traiter accidentellement une personne qui m'avait été adressée pour autre chose, j'ai vu les squames disparaître par l'usage des bains alcalins et le traitement interne. (*N. B.* Les eaux de Vichy contiennent de petites doses d'arsenic.) Mon client ayant hâte d'être guéri, j'ai usé dans les derniers jours de frictions à l'huile de cade; mais le mieux était déjà très sensible.

Il s'agit de M. de Q..., des îles Canaries, qui m'avait été recommandé par le docteur Passant, de Paris. Il avait préalablement consulté plusieurs médecins de Palma et de Madrid. M. Passant m'écrivait : « Un point a été très controversé entre nos confrères madrilènes, à savoir : si ce psoriasis était de nature rhumatismale ou herpétique. Ils se sont prononcés pour le principe herpétique, je crois qu'ils ont raison. »

Les résultats du traitement pourraient faire croire qu'ils ont eu tort, au contraire. D'ailleurs, la forme arrondie des éléments, leur localisation aux avant-bras et aux bras surtout, sans prédominance du côté des coudes, le peu d'abondance de la desquamation épithéliale, tout me porte à croire, malgré l'autorité de mes contradicteurs, que la nature arthritique de cette éruption est probable.

En somme, dans une quinzaine de jours, M. de Q... a été nettoyé, et cette rapide modification, pour être isolée, n'en méritait pas moins une mention.

#### CONCLUSION.

Ces nouvelles observations viennent confirmer les vingt autres que j'ai déjà publiées. Ce sont toujours les mêmes résultats : les dermatopathies de nature arthritique sont amendées par le traitement alcalin de Vichy d'une façon inégale. Les différentes formes d'acné et d'eczéma, lorsqu'elles coïncident surtout avec la dyspepsie, le diabète, la goutte, la gravelle et le rhumatisme, sont spécialement aptes à bénéficier du traitement interne et externe en usage dans notre célèbre station.

Ces résultats seraient insuffisants pour commander la conviction, s'ils n'étaient pas corroborés par la pratique d'autrui ; mais, comme d'autres observateurs ont obtenu presque invariablement des modifications analogues, ces quelques notes constituent une confirmation et une preuve qui ne saurait être dédaignée, étant donnée surtout la rareté des cas que nous pouvons observer.

Vichy pourrait certainement recevoir plus largement les diverses dermatopathies liées à l'arthritis ; dans l'intérêt des malades et du crédit médical, je souhaite qu'il en soit ainsi à l'avenir !

Paris. — Typographie A. Hennuyer, rue d'Arcet, 7.

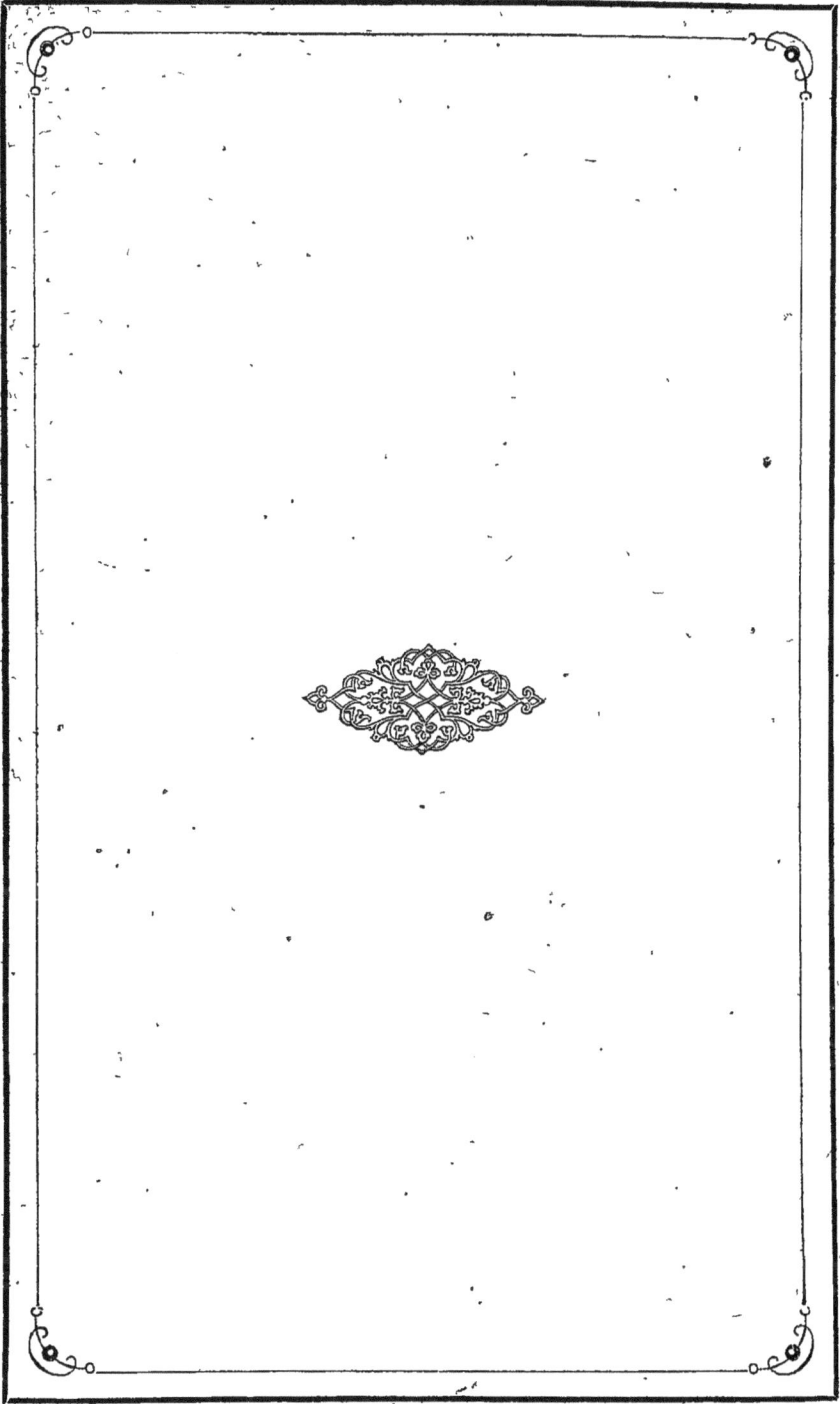

www.ingramcontent.com/pod-product-compliance
Lightning Source LLC
Chambersburg PA
CBHW050455210326
41520CB00019B/6224